DE

LA FIÈVRE TYPHOIDE

A DÉBUT PNEUMONIQUE

(PNEUMO-TYPHOIDE DE CERTAINS AUTEURS)

PAR

GIRARD (Louis)
Docteur en médecine de la Faculté de Paris,

PARIS
A. PARENT, IMPRIMEUR DE LA FACULTÉ DE MÉDECINE
A. DAVY, successeur
31, RUE MONSIEUR-LE-PRINCE, 31

1883

DE

LA FIÈVRE TYPHOIDE

A DÉBUT PNEUMONIQUE

(PNEUMO-TYPHOIDE DE CERTAINS AUTEURS)

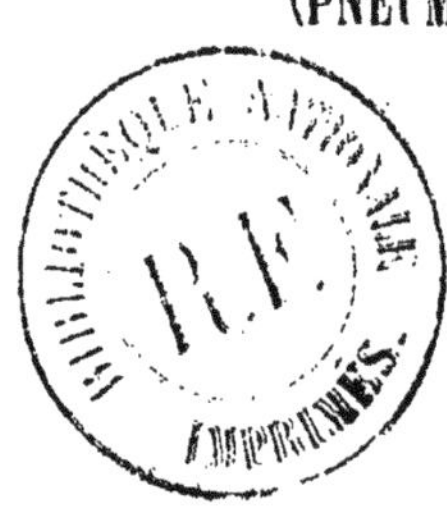

PAR

GIRARD (Louis)
Docteur en médecine de la Faculté de Paris,

PARIS
A. PARENT, IMPRIMEUR DE LA FACULTÉ DE MÉDECINE
A. DAVY, successeur
31, RUE MONSIEUR-LE-PRINCE, 31

1883

DE LA FIÈVRE TYPHOIDE

A DÉBUT PNEUMONIQUE

(PNEUMO-TYPHOIDE DE CERTAINS AUTEURS)

AVANT-PROPOS

Tout semble avoir été dit sur les symptômes et les complications de la fièvre typhoïde ; aussi paraîtrons-nous téméraire en prenant pour sujet de notre thèse un point spécial de cette maladie, et aurons-nous à redouter de suivre des chemins déjà plusieurs fois parcourus.

Les complications pulmonaires de la fièvre typhoïde ont fait l'objet de plusieurs dissertations inaugurales ; plusieurs cliniques ont été publiées à ce sujet et tous les traités classiques en font mention. Cependant la pneumonie du début de la fièvre typhoïde paraît avoir été laissée un peu dans l'ombre, surtout celle qui marque tout à fait le début de l'affection. Ainsi Deslais dans sa thèse sur les accidents pulmonaires de la fièvre typhoïde (Paris, 1877) s'exprime de la façon suivante :

« Le plus souvent la pneumonie franche apparaît quand la maladie primitive est en pleine évolution, c'est-à-dire dans le second septénaire ou au commencement du troisième. On la voit survenir également pendant la convalescence. » En s'exprimant ainsi il réfute une opinion émise par Griesinger dans son Traité des maladies infectieuses. Cet auteur a vu la pneumonie survenir quelquefois de bonne heure dans la première semaine, quand la localisation était encore peu intense dans l'intestin ; aussi serait-il permis de considérer ces accidents comme un pneumo-typhus primitif, comme une dérivation anormale de la maladie à son début, pourvu toutefois qu'on ne méconnût point la dépendance étroite et spécifique qui lie ces cas à la fièvre typhoïde ordinaire.

Pendant le cours de nos études il nous a été permis d'observer plusieurs cas de fièvre typhoïde débutant par une pneumonie ; et c'est en voyant nos maîtres attirer toute notre attention sur ces faits anormaux que nous avons pensé à faire de l'histoire de cette complication le sujet de notre thése.

HISTORIQUE

Au commencement de ce siècle toute maladie fébrile s'accompagnant d'état typhoïde, était désignée sous le nom de typhus, et suivant la détermination de la lésion sur tel ou tel organe, on distinguait certaines maladies pour lesquelles on créait les mots d'iléo-typhus, de pneumo-typhus. C'est pour ce dernier mot que nous allons essayer d'établir en consultant les travaux des divers auteurs, ce que l'on doit entendre par cette dénomination.

Grisolle, dans son remarquable traité de la pneumonie, fait une distinction très nette entre les pneumonies primitives, et les pneumonies secondaires parmi lesquelles se trouve classée celle qui survient dans le cours de la fièvre typhoïde; quant à celle qui marque le début de l'affection, quant à cette pneumonie bâtarde, il la regarde plutôt comme simulant la fièvre typhoïde, que comme une véritable forme de la maladie.

Les auteurs du compendium décrivent avec soin dans leurs articles sur la fièvre typhoïde et sur les pneumonies compliquant les maladies aiguës, les accidents qui nous occupent; mais ils ne lui assignent pas un nom nouveau; Monneret et Fleury écrivaient en 1846. Ce n'est que dix ans plus tard que Dietl se sert un des premiers de l'expression pneumotyphoïde. Il étudie les complications de la fièvre typhoïde, la pneumonie en particulier, et, après avoir parlé de celle qui survient dans le second ou le troisième septénaire, qui est de beaucoup la plus fréquente il dit : « Il y a des typhiques, qui, dès les premiers jours présentent une pneumonie, comme si le processus intestinal se portait en tout ou en partie sur les poumons. Ces pneumonies attaquent les lobes inférieurs, l'hépatisation est étendue, les signes physiques sont aussi nets que possible. Ce sont là les vraies pneumo-typhoïdes, dans le sens clinique du mot et se sont elles qui ont été décrites anciennement sous le nom de pneumonies nerveuses, et de nos jours sous celui de pneumonies-typhiques. Le diagnostic en est souvent difficile, quelquefois même impossible. Dans quelques cas on voit apparaître un exanthème léger, en même temps que la pneumonie ; d'autrefois l'exanthème ne survient qu'après. Enfin dans quelques cas, il n'y en a pas du tout et le diagnostic n'est fait, et encore pas toujours, qu'à l'autopsie. »

Ainsi pour Dietl il n'y a pas de doute, ces pneumo-typhoïdes sont toujours accompagnées des symptômes de la fièvre typhoïde, et même des lésions de cette maladie, il veut voir là des pneumonies marquant le début de la fièvre typhoïde. C'est le sujet dont nous nous occupons.

Pour trouver un mémoire ou des observations se rapportant directement à la pneumonie du début de la fièvre typhoïde, il faut arriver au mémoire de Gerhardt paru en 1875. L'observation très détaillée publiée en 1860 par MM. Hérard et Gauchet est une observation bien nette de pneumonie à forme typhoïde, et non point de pneumonie survenant dans le cours ou au début de cette maladie ; l'autopsie n'ayant révélé aucune lésion intestinale. Par pneumo-typhoïde Gerhardt entend des cas commençant par une pneumonie, mais au lieu de voir une terminaison de l'affection pulmonaire, soit par lysis, soit par défervescence brusque, on voit se développer une fièvre typhoïde. M. Galissard de Marignac (thèse de Paris, 1881) conteste les observations de l'auteur que nous citons, à cause de la bénignité de l'affection, tous les malades ayant guéri. Nous pourrions dire que cette bénignité ne peut être qu'apparente, attendu que Gerhardt ne met en ligne que six observations ; et de notre côté les trois malades qui font l'objet de nos observations personnelles, ont guéri. D'ailleurs les malades de Gerhardt étaient bien des typhiques, puisqu'ils ont présenté l'augmentation de la rate, les taches rosées, la diarrhée, le météorisme.

Arrivons maintenant à l'excellente thèse de M. le docteur Homolle sur la fièvre typhoïde (Revue des sciences médicales vol. x) et citons le texte même : « La pneumonie peut survenir aux diverses périodes de la fièvre typhoïde. Celles de la première semaine sont difficiles à distinguer des formes typhoïdes de la pneumonie primitive, que l'on a parfois, en Allemagne, confondues à tort avec elle sous le nom de pneumo-typhus. »

Tout récemment M. le professeur Potain, signalait, dans une leçon clinique, certaines pneumonies initiales qui, débutant à la façon d'inflammations simples et primitives, marquent cependant l'invasion de la dothiénentérie. « Dans le cours de la première semaine, pendant que les symptômes propres de la pneumonie s'amendent, les signes typhiques (tuméfaction de la rate, taches rosées, douleurs iliaques) se montrent successivement. Gerhardt avait déjà publié six observations semblables, tous les malades ont guéri. Il ne s'agit pas là d'une pure coïncidence, mais d'une localisation primitive tout à fait inaccoutumée du poison typhique. Lorsque la pneumonie se montre ainsi au début d'une fièvre typhoïde, on peut se demander si l'on s'est trouvé en présence d'une localisation rapide de la maladie générale, ou s'il n'y a pas eu coïncidence de deux affections distinctes, c'est-à-dire fièvre typhoïde se montrant chez un pneumonique. C'est le plus souvent la première hypothèse qui est la véritable. Je n'en veux pour preuve que ce fait, qu'en pareille circonstance, lorsqu'on arrive vers le huitième jour, et que la pneumonie entre en défervescence, la fièvre typhoïde qui apparaît alors avec netteté, présente les caractères qu'elle doit avoir à cette même période. C'est ainsi, par exemple, que c'est dès ce moment même qu'apparaissent les taches rosées lenticulaires ; or, l'on sait qu'elles n'apparaîtraient certainement pas, si la fièvre typhoïde n'en était qu'à son troisième ou à son quatrième jour. »

Dans la séance du 24 février 1877, à l'Académie royale de médecine de Bruxelles, M. Barella, correspondant, a donné lecture d'une note qui peut se résumer ainsi :

Le miasme typhique peut entrer dans l'économie par deux voies : la muqueuse digestive et la muqueuse respiratoire ; s'il épuise surtout son action sur les voies digestives, il produit la fièvre typhoïde;

s'il s'abat de préférence sur la muqueuse respiratoire, il donne lieu à la pulmonie typhoïde, miasmatique ou zymotique. On a remarqué, en effet, la fréquence de la pneumonie pendant certaines épidémies de fièvre typhoïde, et tous les praticiens savent qu'il est parfois très difficile, au début, de les différecier l'une de l'autre.

En parlant de la pneumonie zymotique, l'auteur n'entend point parler de ce que les anciens appelaient pneumonie maligne, putride. Celles-ci semblent être à la pneumônie miasmatique, ce que le typhus est à la fièvre typhoïde, un degré plus avancé du même état morbide, cliniquement parlant.

Pour M. Barella, la pneumonie miasmatique se distinguerait de la pneumonie ordinaire par les caractères suivants :

1° La pneumonie miasmatique, souvent, ne dépasse pas la première période. Elle peut guérir avant que survienne l'hépatisation rouge, comme aussi elle peut se terminer fatalement dans la huitaine ;

2 Elle offre plutôt le caractère adynamique que l'inflammatoire, et ne s'accommode pas des émissions sanguines générales ;

3° Elle s'accompagne souvent de phénomènes abdominaux, et il est facile de la confondre au début avec la fièvre typhoïde ;

4° Le début est souvent brusque, sans malaise antérieur ;

5° Elle siège moins fréquemment que la pneumonie franche inflammatoire à la base du poumon droit ;

6° Le point de côté peut manquer, les complications pleurétiques étant moins fréquentes que dans la pneumonie ordinaire ;

7° Elle sévit souvent à l'état épidémique en même temps que sévit la fièvre typhoïde.

M. Barella démontre ensuite, en s'appuyant sur les tableaux statistiques de Janssens, l'existence de la pneumonie zymotique pendant l'épidémie de fièvre typhoïde de Bruxelles.

« Pendant l'année 1869, dit-il, Bruxelles est en proie à une épidémie de fièvre typhoïde très intense et, en même temps, il y a accroissement notable de la mortalié par pneumonie ; en 1870, l'épidémie de fièvre typhoïde semble suspendue ; l'affection ne fournit que le chiffre minime de 93 décès ; mais le taux excessif de la mortalité par pneumonie indique que le feu couve encore sous la cendre. En effet, dès le premier trimestre de 1871, survient de nouveau, et pendant tout le reste de l'année, une mortalité considérable du chef de la fièvre typhoïde : une mortalité très forte aussi, due à la pneumonie.

En 1872, 1873 et 1874 tout est rentré dans l'ordre normal : faible mortalité par fièvre typhoïde, faible mortalité par pneumonie ; Bruxelles, en un mot, a reconquis tous ses titres à sa réputation d'une des capitales les plus saines du monde. »

« Il y a évidemment, dit l'auteur pour terminer,

des lois à déduire de ces faits. Ces lois, jusqu'à plus ample informé, seraient les suivantes :

1° La mortalité par pneumonie s'accroît pendant les épidémies de fièvre typhoïde ;

2° Si elle persiste dans des proportions exagérées, après la cessation apparente de la fièvre typhoïde, il y a lieu de supposer que le fléau n'est pas éteint ;

3° Si, en même temps que la fièvre typhoïde diminue, la pneumonie diminue aussi, on peut être rassuré et prévoir un prompt retour à l'état normal aux conditions moyennes de salubrité. »

Nous avons tenu à citer un peu longuement le mémoire de M. Barella sur lequel nous nous réservons de revenir quand il faudra discuter le rapport qui existe entre la pneumonie miasmatique et la fièvre typhoïde, et s'il ne vaut pas mieux considérer ces deux affections comme deux manières d'être d'une même maladie.

Dans l'article Pneumonie du Dictionnaire de médecine et de chirurgie pratique, M. le professeur Lépine se prononce très nettement et admet l'existence d'une pneumo-typhoïde. « Je crois fermement, dit-il, non seulement à la possibilité, mais même à l'existence de la pneumo-typhoïde, c'est-à-dire d'une détermination typhique se faisant d'emblée sur le poumon, ainsi que l'ont admis Dietl, Griesinger, Gerhardt et plusieurs autres auteurs ; des exemples selon moi irréprochables ont été publiés par ces deux derniers et par moi-même ; mais je diffère de Barella quant à la fréquence de ces pneumo-typhoïdes.

Il les croit communes, je les tiens pour rares dans notre pays. Il paraît en être de même en Allemagne. Elles seraient, d'après Gerhardt, plus communes en Suède et surtout dans le Nord de l'Amérique. »

Pendant l'hiver et le printemps de 1877-1878, on observa, à Florence et dans quelques autres villes de la Toscane, des pneumonies qui par leur décours clinique et leur mode de terminaison, différaient beaucoup des formes habituelles de l'inflammation pulmonaire. Guido Banti a publié un mémoire (Archives générales de médecine, 1880) où il étudie ces affections, non seulement au point de vue clinique, mais aussi à celui de l'anatomie pathologique. Il classe cette épidémie parmi les maladies infectieuss, mais sans la rattacher à la pneumonie où à la fièvre typhoïde d'une façon précise.

« L'épidémie parallèle d'iléo typhus, qui dominait à cette époque, pourrait, dit-il, faire supposer que les mêmes organismes inférieurs capables de le produire, étaient aptes également à engendrer la nouvelle forme morbide, et, dans cette hypothèse, le pneumo typhus pourrait etre considéré comme un anneau de transition entre les deux maladies. Poutant, comme il est impossible de fournir aucune preuve, mieux vaut s'abstenir de toute discussion. »

Que devons-nous conclure de l'exposé un peu rapide que nous venons de faire sur cette question, laquelle, pour ne rien préjuger encore, nous intitulons : De la fièvre typhoïde à début pneumonique. Devons-nous voir dans cette pneumonie, ou l'exagération d'un des phénomènes normaux de l'infection typhique, ou l'apparition d'un élément inflammatoire étranger à la maladie (Thèse de Castex, Paris, 1879).

Mais alors, on pourrait rechercher la cause et la nature de cet élément étranger à la maladie. Devons-nous, au contraire, voir dans cette pneumonie une affection spéciale, ne ressemblant à la dothiénentérie et à la pneumonie ordinaires que par son évolution clinique, mais ne reconnaissant pas la même cause. M. le professeur Lépine ne met pas en doute qu'il existe une grande analogie entre la cause de ces pneumonies nées sous l'influence d'une constitution médicale et le miasme typhique, mais il ne croit pas à l'identité.

Cependant, ces pneumonies sont rares ; elles apparaissent isolément dans le cours d'une épidémie de fièvre typhoïde qui ne semble pas leur emprunter une physionomie spéciale. Nous ne voulons pas rapprocher, en effet, des cas que nous avons observés, ceux observés par G. Banti et qui paraissent bien constituer une affection spéciale, une véritable pneumonie infectieuse.

En un mot, dans l'état actuel de la science, nous ne pouvons considérer cette pneumonie du début de la fièvre typhoïde, que comme un mode d'apparition du poison typhique, comme un épiphénomène de la fièvre typhoïde.

ETIOLOGIE

Ce chapitre semble superflu dans notre modeste travail ; car, la cause qui domine toute la scène est celle-là même qui détermine la fièvre typhoïde, et nous savons quelles sont encore aujourd'hui l'obscurité et l'incertitude qui règnent sur l'étiologie de cette affection.

Nous ne reviendrons pas ici sur la discussion que peut soulever cette question, à savoir : si la pneumo-typhoïde est une maladie spéciale, ayant son étiolologie propre, son microbe particulier, ou bien si elle est une maladie n'ayant avec la pneumonie et la dothiénentrie qu'une relation de parenté. Mais nous devons rechercher quelles sont les conditions dont l'influence peut être notée dans la pneumonie du début de la fièvre typhoïde.

Sexe. — Le plus nombre de nos observations sont relatives à des hommes exerçant des professions manuelles, professions dans lesquelles les refroidissements sont fréquents (deux exercent la profession de boulanger. les autres sont des manœuvres. Une femme a été atteinte après avoir subi un refroidissement, le corps étant couvert de sueurs.

Age. — Il correspond naturellement à celui dans lequel la fièvre typhoïde est le plus souvent observée, c'est-à-dire de 18 à 25 ans ; mais nous ferons remarquer que dans les observations que nous avons recueillies, l'âge varie de 18 à 24. Nous avons recherché si cette forme était fréquente chez les enfants et nous n'avons rien trouvé à ce sujet dans la thèse récente de Giraud (Paris, 1881) sur la fièvre typhoïde chez les enfants. Dans l'étude que M. le Dr Josias a faite de la fièvre typhoïde chez les personnes âgées, il ne note aucun début pneumonique, et même il ajoute : « L'examen des organes thoraciques reste presque toujours négatif, et, à part une bronchite légère, nous n'avons pas constaté de graves lésions pulmonaires. »

Antécédents. Etat antérieur du poumon. — Dans une affection générale où une des premières manifestations morbides se faisait sur le poumon, il était nécessaire de rechercher si cet organe n'était pas le « locus minoris resistentiæ » de l'individu atteint ; si ce dernier ne présentait pas, soit dans ses antécédents héréditaires, soit dans ses antécédents morbides, des faits capables d'expliquer cette localisation du poison typhogène. Nos observations ne nous ont rien appris à ce sujet, nos malades ne toussaient pas habituellement. M. le professeur Potain dans une clinique récente rapporte des faits semblables à ceux que nous avons observés, et il dit : « Des trois malades que nous avons perdues dans ces conditions, l'une était nourrice, situation qui aggrave toujours la fièvre typhoïde. Parmi les deux autres, l'une avait présenté avant sa maladie des signes manifestes de tuberculose ; l'autre avait eu une mère phthisique. Il est permis de voir dans ces prédispositions fâcheuses, ces raisons qui ont déterminé cette localisation excessive de la fièvre typhoïde dans l'appareil respiratoire.

Saisons. — Cette complication paraît certainement plus fréquente chez les typhiques atteints à l'époque des mois d'hiver; et nous avons vu d'ailleurs, que chez la plupart, le refroidissement devait jouer un rôle important.

Constitution médicale. — Béhier avait déjà dit dans son mémoire de 1857, que les complications pulmonaires paraissent, dans beaucoup d'épidémies, dépendre de la constitution médicale. Quoique nos observations n'aient point été recueillies dans le cours d'une même épidémie, nous ne devons pas nier cette influence de la constitution médicale, et Barella disait dans le mémoire que nous avons déjà analysé « développée isolément chez tel ou tel malade, la forme thoracique peut se montrer aussi sous une apparence plus généralisée et retracer, non une épidémie, comme on l'a dit trop souvent, par un abus véritable de ce mot, mais une constitution médicale ».

ANATOMIE PATHOLOGIQUE.

Les cas de pneumonie du début de la fièvre typhoïde, ne s'étant pas terminés par la mort, nous sommes obligés d'emprunter aux travaux de nos devanciers, l'étude de l'anatomie pathologique, qui devra porter non seulement sur le poumon atteint, mais aussi sur les divers organes plus particulièrement lésés dans la dothiénentérie.

Poumons. — Il est rare de trouver à l'ouverture du cadavre du liquide dans la plèvre; il est rare aussi de trouver des fausses membranes ou des adhérences; et d'ailleurs, la plupart des auteurs ont noté l'absence d'inflammation de la plèvre dans les pneumonies de la fièvre typhoïde.

Les lobes inférieurs ou supérieurs sont atteints d'une égale façon, et nos observations ont plutôt porté sur des pneumonies du sommet. Les lésions sont celles de la pneumonie lobaire; un lobe entier est pris, et les lésions s'arrêtent au niveau des limites anatomiques des divisions du poumon. Le tissu pulmonaire ne crépite plus; il résiste sous le doigt, et la coupe donne une surface nette de coloration variable. Un fragment de ce tissu projeté dans l'eau gagne le fond du vase.

Ce sont les lésions de l'hépatisation rouge, et dans une des observations de M. Gallissart de Marignac, le poumon est sur le point de passer à l'hépatisation grise.

Intestins. — Quand les malades succombent dans les huit ou dix premiers jours de leur affection, le diagnostic ayant pu être incertain, car les symptômes pulmonaires ont dominé la scène, il était intéressant de rechercher dans l'intestin les lésions caractéristiques de la dothiénentérie. Elles ne font jamais défaut. Nous avons affaire à une affection au début, nous devons donc trouver les lésions du début; ce sont elles, en effet, que nous avons pu relever.

Les intestins sont tympanisés. Les plaques de Peyer et les follicules isolés sont saillants et augmentés de volume. L'on ne trouve que très rarement un commencement d'ulcération (nous voulons bien entendre parler des cas dans lesquels la pneumonie a été la cause de la mort dans le premier septénaire).

Rate. Ganglions mésentériques. — Nous ferons observer de quelle importance les altérations de ces glandes doivent être pour le diagnostic rétrospectif, puisque l'on peut dire que l'hypertrophie de la rate, et celle des ganglions, est un des bons signes anatomiques de la fièvre typhoïde. Dans les quatre autopsies que nous avons analysées, cette altération a été notée, venant confirmer le diagnostic de fièvre typhoïde à début pneumonique.

Quant aux lésions observées, soit du côté du cœur, soit du côté du cerveau, elles sont trop variables pour que nous puissions les considérer de quelque importance pour le point particulier dont nous nous occupons dans ce travail.

C'est ici le lieu de dire quelques mots des remarquables recherches qu'a publiées récemment le professeur Klebs et qui, venant d'un observateur aussi consciencieux ne peuvent manquer d'être prises en sérieuse considération.

Sur des cadavres de pneumoniques, pendant la saison froide, Klebs a trouvé d'une manière à peu près constante, non seulement dans le liquide bronchique, mais dans des parties profondes de l'organisme, notamment dans la sérosité ventriculaire du cerveau, et en grande quantité, des organismes (monadines) ; dont il décrit longuement les caractères différentiels d'avec les microsporines (autre groupe des schistomycètes), lesquelles s'observent dans les affections septiques, dans le typhus et dans la diphthérie. Les monadines se remontrent d'ailleurs d'une manière un peu banale dans les voies aériennes des cadavres d'individus ayant succombé à des maladies fort diverses ; mais ce n'est pas, d'après Klebs, une raison suffisante pour nier leur action pathogénique : elles peuvent exister dans toutes les parties accessibles à l'air ; ce n'est que si elles pénètrent dans l'organisme qu'elles déterminent leurs effets fâcheux.

Dans quelques cas, Klebs pense qu'elles pénètrent par les voies intestinales. Les monadines causent non seulement des pneumonies, mais des néphrites, des hépatites, des endocardites, ainsi que semblent le prouver d'une part, l'autopsie des sujets chez lesquels une de ces maladies coexistait avec la pneumonie, et d'autre part quelques inoculations pratiquées dans la chambre antérieure de l'œil chez le lapin. A la seconde génération obtenue par culture dans le blanc d'œuf, les monadines ont une action encore plus énergique, de même que les micrococci de la septicémie (Dict. de Méd. et de chir. pratiques, art. Pneumonie, T. XXVIII, pag. 402).

Nous avons également tenu à rapporter cette analyse du travail de Klebs pour montrer que, pour ceux qui veulent considérer la pneumonie comme une maladie infectieuse, le problème de la pneumo-typhoïde ou de la fièvre typhoïde compliquée de pneumonie se résoudrait par la non-identité entre les deux affections.

SYMPTOMATOLOGIE

Si nous voulions établir les symptômes de la fièvre typhoïde à début pneumonique d'après nos trop rares observations, nous avouons que nous aurions plutôt à faire le tableau presque complet de la pneumonie que celui de la fièvre typhoïde. Mais à côté de ces faits, il faut aussi que nous tenions grand compte des autres observations dont le nombre n'est malheureusement pas assez considérable.

Début.— Il est bien entendu que l'histoire symptomatique que nous allons tracer est celle de la pneumonie ouvrant la scène dans la maladie typhique. écartant de notre travail les pneumonies hâtives que l'on voit survenir, rarement il est vrai, dans le premier septénaire de la dothiénentérie. Tantôt la pneumonie a un début bien net et bien franc, et tout invite le médecin à faire l'examen du thorax, laissant au second plan les symptômes manifestés du côté du tube digestif ou de l'encéphale; tantôt au contraire le début a été insidieux, la maladie réclame tous les soins d'un examen minutieux et la pneumonie doit être cherchée; tantôt enfin la maladie a été presque foudroyante et l'autopsie seule vient révéler à l'amphithéâtre qu'auprès des lésions de la dothiénenterie, évoluaient celles de la pneumonie lobaire.

Frisson.— Parmi les malades que nous avons suivis, l'un a eu le frisson si net et si intense de la pneumonie qui débute, les autres, quoique ayant accusé des sensations de froid plus ou moins intense, n'ont pas eu cette brusquerie de début. Toutefois nous croyons pouvoir dire, d'après les observations que nous avons recueillies dans les autres auteurs, par les six cas observés par Gerhardt, que la maladie est le plus souvent annoncée par un frisson, répété quelquefois et que, en somme on assiste au début ordinaire d'une pyrexie, ou plutôt d'une inflammation venant surprendre brusquement le malade, tout à l'heure en parfaite santé.

Il n'est pas rare cependant de constater que, depuis quelques jours avant de s'aliter, le malade continuait à vaquer à ses occupations tout en étant un peu moins bien qu'à l'ordinaire. Peut-être pourrait-on nous objecter qu'il était en puissance de sa dothiénentérie et nous savons cependant qu'il n'est pas rare de voir éclater des pneumonies franches, chez des sujets atteints depuis peu, d'une légère inflammation catarrhale des muqueuses, comme si par ce seul fait l'opportunité morbide se trouvait constituée.

Point de côté, toux, crachats.— La plupart des malades accusent un point de côté correspondant au poumon atteint; tantôt ce point de côté est nettement localisé comme on le trouve le plus souvent dans la pneumonie franche, tantôt au contraire la douleur est vague se faisant surtout sentir aux attaches du diaphragme : dans d'autres cas au contraire la douleur est nulle et ces malades très abattus n'accusent aucun point douloureux; c'est chez eux qu'il faut chercher la pneumonie.

Nous n'avions rien de spécial à noter relativement à la toux, dont la fréquence est cependant moins grande que chez les vrais pneumoniques, peut-être à cause de l'affaissement apporté à l'économie par le poison typhique.

Rien de plus variable que la dyspnée dont l'intensité est très variable. Grisolle avait déjà vu que dans les pneumonies secondaires, il n'y avait pas de rapport entre la dyspnée et l'étendue de la lésion pulmonaire. Laënnec était même allé plus loin en disant que le plus souvent il n'y avait aucune gêne notable de la respiration.

Si la toux est moins fréquente que dans la pneumonie ordinaire, les crachats sont loin aussi de présenter la teinte de rouille ; ce que nous avons noté c'est bien plutôt leur abondance que leur coloration, abondance qu'explique sans doute la bronchite concomitante. Ils sont surtout visqueux et grisâtres, aérés, ne présentant aucune odeur.

Percussion, auscultation. — La percussionne fait pas toujours constater une matité se dégageant bien nettement de la sonorité habituelle du poumon ; et cela tantôt parce que cette pneumonie ne donne peut-être pas lieu à une induration pulmonaire aussi forte que la pneumonie franche. D'ailleurs nous croyons que le thorax des typhiques donne une sonorité plus marquée qu'à l'état normal même et surtout peut-être quand ils ont une bronchite plus ou moins intense ; il y a une sorte d'emphysème aigu.

Il est rare que les signes physiques de la pneumonie soient perceptibles dès les premiers jours ; aussi l'auscultation est-elle quelquefois muette ; à peine une légére diminution du murmure vésiculaire en un point peut-il faire supposer que le poumon est en cet endroit le siège d'une congestion plus intense.

Peu à peu les signes classiques de la pneumonie s'accusent, et le souffle tubaire, uni au râle crépitant ne tarde pas à apparaître. Il nous a semblé que ce râle crépitant n'avait pas la finesse de celui que l'on entend dans la pneumonie franche aiguë : quant au souffle il est identique.

L'auscultation de la toux et de la voix fait entendre du retentissement et de la bronchophonie.

Nous avons dit qu'il était rare d'observer un état inflammatoire de la plèvre, et dans nos observations n'ous n'avons point relevé de signes d'épanchement, ou bien d'état poisseux ou villeux de la plèvre : point de bruits de frottement. En revanche on a le plus souvent une bronchite généralisée que traduit, soit une respiration un peu rude et soufflante comme cela a lieu au début de l'inflammation, alors que la muqueuse est encore sèche, soit des râles sonores et sous-crépitants, lorsque les mucosités encombrent les tuyaux bronchiques. Nous devons dire également quel est le côté le plus souvent atteint ; le nombre des observations ne nous permet pas d'établir des chif- statistiques ; mais d'après les cas qui se sont offerts a notre observation nous sommes autorisé à croire que le côté droit est plus souvent atteint. Enfin nous ne croyons pas à la prédominance d'un lobe sur l'autre.

Phénomènes généraux. — Le plus souvent dans ces cas de pneumonie du début de la fièvre typhoïde qui, comme le dit le professeur Potain, sont l'indice d'une violence toute particulière de l'affection principale, l'état général est des plus sérieux.

Ce qui prédomine, c'est l'état d'adynamie profonde dans lequel se trouve le malade dès les premiers jours de son affection. Nous ne voulons point retracer ici le tableau si souvent retracé de cet état adynamique. La température est le plus souvent fort élevée, dépassant 39°,5 et souvent 40°. Le pouls très fréquent, dicrote, dépasse 100 pulsations. En même temps que ces symptômes s'observent tant du côté de l'état local du poumon, que du côté de l'état général, les signes de l'affection typhoïde ne font point défaut. Le malade a souvent eu des épistaxis, il a des vertiges, des bourdonnements d'oreilles, il se tient difficilement assis sur son lit ; tous signes que nous ne trouvons point dans la pneumonie ordinaire.

Enfin l'état de la langue et celui surtout des voies digestives font encore croire à l'existence de la dothiénentérie.

Nous avons vu le ballonnement du ventre accompagner le plus souvent ces signes de pneumonie et nous mettre sur la voie de l'affection principale : enfin la diarrhée et l'hypertrophie de la rate viennent encore faire soupçonner que nous sommes en présence d'une pneumonie secondaire.

L'albuminurie est presque la règle dans cette affection.

En résumé, nous voyons d'après le rapide exposé

que nous venons de faire que, si les signes de pneumonie occupent le premier plan, il y a lieu aussi de porter une attention minutieuse sur ceux de la dothiénentérie et d'en observer soigneusement la marche.

MARCHE. — DURÉE. — TERMINAISON.

La marche de la pneumonie que nous venons de décrire n'a rien de particulier; comme la pneumonie franche, elle évolue en quelques jours. Le pouls devient un peu moins fréquent, la température semble subir une certaine défervescence, et les signes du côté de la poitrine se modifient; mais si les râles crépitants et le souffle ont disparu, il reste souvent et longtemps après eux un état congestif du poumon que traduisent non seulement les râles de bronchite généralisée déjà signalés par nous, mais encore un foyer de râles crépitants très nombreux. En même temps l'expectoration est devenue plus abondante, et nous insistons sur ce dernier point ; en effet dans la plupart de nos observations, cette abondance de l'expectoration a été notée et nous pourrions ajouter qu'elle nous semble fréquente chez les typhiques atteints de pneumonie pendant le cours de leur maladie.

Enfin il est un point que nous devons faire ressortir, c'est que vers le huitième jour apparaissent les taches lenticulaires caractéristique de la dothiénentérie, et qu'elles apparaissent sans que la pneumonie ait influé sur la date de leur apparition, nous n'avons point dans ce cas un malade atteint primitivement de pneumonie, puis de dothiénentérie, mais bien un malade chez lequel la pneumonie a marqué le début de la dothiénentérie.

Tous les cas ne sont pas aussi heureux que ceux que nous avons pu observer et ceux que Gerhardt a rapportés, car M. le professeur Potain dit dans sa clinique : « la pneumonie peut être tellement intense qu'elle détermine la gangrène du poumon. Nous avons eu un malade qui est mort dans ces conditions, et qui, après avait en outre, avec cela, de la pleurésie, complication habituellement assez rare de la fièvre typhoïde. »

Quoi qu'il en soit la pneumonie se termine en général par la guérison et, dans les cas graves la mort paraît être plutôt le résultat de l'affection générale que de l'affection pulmonaire; mais cependant la convalescence est quelquefois retardée par cet incident.

DIAGNOSTIC.

Faire dès le début de la maladie un diagnostic certain est souvent chose fort difficile, et dans le cas particulier la difficulté est encore plus grande. Sommes-nous en présence d'une pneumonie à forme typhoïde c'est-à-dire d'une maladie qui, en cas de de guérison évolue en huit ou dix jours, ou bien est-ce une pneumonie marquant le début d'une dothiénentérie qui suivra tout son cycle pendant deux ou trois semaines. Enfin on peut encore avoir à établir le diagnostic différentiel avec la grippe, la granulie, la fièvre rémittente pneumonique.

1° On doit distinguer la pneumonie, qui vient compliquer le début de la fièvre typhoïde, de la pneumonie à forme typhoïde qui n'a aucun rapport avec elle. Ces pneumonies typhoïdes se rencontrent surtout chez les gens débilités, fatigués par des excès. ou une alimentation insuffisante, chez les vieillards qui ont des reins qui fonctionnent mal. Ces organes sont incapables de rejeter hors de l'organisme les déchets introduits en excès dans l'économie par la pneumonie et c'est l'accumulation de ces déchets qui produit les symptômes typhoïdes (professeur Potain). Le diagnostic de la maladie s'établit par l'âge des malades, et enfin par l'absence des signes locaux de la fièvre typhoïde, tuméfaction de la rate, accidents instestinaux. Mais souvent la marche seule de la maladie vient éclairer le diagnostic et il est impossible de ne pas croire à une pneumonie avec fièvre typhoïde, quand on voit à l'époque normale se dérouler les signes propres à cette dernière affection.

2° La *pneumonie grippale* devra être soupçonnée si l'on est dans le cours d'une épidémie de grippe, et l'on sait combien cette maladie à une puissance de diffuser, car c'est peut-être l'affection qui frappe le plus grand nombre de malades en temps d'épidémie. La pneumonie grippale s'annonce rarement par un frisson ou bien ce frisson est très faible, et le point de côté modéré se confond avec les douleurs générales que donne la grippe. Enfin la toux quinteuse, la persistance des crachats blancs, l'abattement très considé-sidérable, la faiblesse du pouls, et, nous le répétons, la constitution médicale feront penser à la pneumonie grippale.

3° La *granulie* pourrait être confondue avec la maladie qui nous occupe, mais cependant jamais les symptômes généraux ne sont aussi marqués que dans la fièvre typhoïde, et les symptômes pulmonaires plus diffus, ne présentent que rarement une localisation, que pourrait seule expliquer une congestion passagère du sommet du poumon,

4° La *pneumonie du sommet* donne souvent lieu à de grandes difficultés de diagnostic, mais il nous est déjà permis d'éliminer celle qui se présente chez les vieillards.

Nous savons combien la dothiénentérie est rare chez ces derniers et nous avons déjà vu que l'ors-qu'elle existait, elle ne s'accompagnait que rarement de légères complications pulmonaires. Si la pneumonie du sommet survient chez un jeune homme, le diagnostic est plus difficile. Cependant l'absence de symptômes du côté de l'intestin, souvent la présence de l'ictère exceptionnel dans la dothiénentérie, feront porter le diagnostic de pneumonie du sommet. Peut-être serait-ce le cas de dire que, pour certains médecins qui nient la présence de la fièvre typhoïde chez les tuberculeux, la pneumonie du sommet serait plus facilement acceptée si l'on connaissait les antécédents du malade.

5° La *fièvre rémittente pneumonique* pourrait peut-être en imposer pour une pneumonie du début de la fièvre typhoïde. Là encore le frisson est peu marqué, le point de côté moins douloureux, le râle crépitant moins fin que dans la pneumonie franche. Mais la fièvre rémittente pneumonique ne s'observe que chez les personnes qui ont éprouvé antérieurement les effets de l'impaludisme, qui ont eu des atteintes plus ou moins répétées de fièvre intermittente, et surtout chez ceux qui portent déjà les stigmates de la cachexie palustre.

M. Colin croit que l'élément prédominant dans l'étiologie de ces pneumonies, n'est point l'élément paludéen, qui n'interviendrait, dans ces pneumonies, que pour leur donner un cachet spécial. Quoi qu'il en soit le fait de se trouver en présence d'un cachectique paludéen, et souvent dans un pays où la fièvre intermittente est endémique, aidera facilement à diagnostiquer la fièvre rémittente pneumonique.

En résumé, si le diagnostic est souvent possible, il est des cas dans lesquels l'évolution seule de la maladie peut permettre au médecin d'affirmer son diagnostic et d'en tirer le pronostic.

PRONOSTIC.

Dans une récente leçon clinique, à laquelle nous avons eu le bonheur de faire déjà quelques emprunts, M. le professeur Potain disait: « Lorsque la pneumonie se montre tout à fait au début de la fièvre typhoïde, elle est bien plus grave que lorsqu'elle est tardive, parce qu'elle montre une violence toute particulière de l'affection primitive. » Grisolle, dans sa pathologie interne, en parlant des complications de la fièvre typhoïde, faisait ressortir toute la gravité qu'elles ajoutent à la maladie, et il conçoit qu'une phlegmasie d'un organe aussi important que le poumon anéantisse les forces et amène la mort, quand cette phlegmasie atteint un individu déjà débilité par une maladie grave.

Les faits que nous avons observés ne nous permettent pas de porter un jugement aussi sévère que celui de M. le professeur Potain; quand à l'opinion de Grisolle, qui était aussi celle de Monneret et de Fleury, qui considéraient la pneumonie lobaire comme une des complications les plus redoutales de la fièvre typhoïde, nous nous permettrons de la discuter.

Que la pneumonie soit grave quand elle survient chez un malade épuisé déjà par douze à quinze jours d'une fièvre typhoïde, même de moyenne intensité, nous voulons bien le reconnaître, mais nous croyons aussi que tout autre est la gravité, lorsque la pneumonie est l'accident initial de la dothiénentérie.

L'inflammation du poumon domine la scène dès le début de la maladie, tellement que tous les autres symptômes ne se trouvent qu'au second plan, destinés à prendre le premier seulement lorsque la pneumonie commence à entrer en résolution.

En somme, nous croyons que la pneumonie du début de la fièvre typhoïde ne vient point ajouter à la gravité de l'affection et nous nous croyons autorisés à formuler cette opinion, discutable, il est vrai, d'après les malades que nous avons pu suivre.

TRAITEMENT.

Il est bien entendu que, dans ce chapitre, nous n'avons point à nous occuper du traitement général de l'affection typhoïde, qui varie, suivant les indications ou suivant l'idée que se fait le médecin du poison typhique, ou encore ses préférences thérapeutiques ; nous ne nous occuperons que des moyens à opposer à la complication pulmonaire.

Si le point de côté est intense, si le pouls est fort, nous croyons qu'il ne faut pas hésiter à tirer un peu de sang au malade au moyen de ventouses scarifiées.

Nous rejetterions la saignée générale et la médication contro-stimulante ; le tartre stibié pouvant déterminer une diarrhée trop abondante, chez un individu qui doit déjà présenter des lésions intestinales.

Le vésicatoire est proscrit par la plupart des médecins, mais nous l'avons vu plusieurs fois employer sans accidents dans le cours de la dothiénentérie, à la condition d'y apporter des soins nécessaires. Ne pas le laisser en place plus de quatre à cinq heures, renouveler fréquemment le pansement qu'on y aura appliqué.

Mais ce sont les ventouses sèches qui doivent être le principal agent thérapeutique. Ces ventouses doivent être appliquées en grand nombre, non seulement sur le thorax, mais aussi sur les cuisses, comme le voulait Béhier, dont nous avons cité avec intention une observation tirée de son mémoire de 1857. Ces ventouses devront être fréquemment répétées.

Si les râles sont très abondants, si l'expectoration est difficile, il serait possible de donner au malade une potion légèrement expectorante et dans ce cas s'adresser plutôt à l'oxyde blanc d'antimoine, qu'au kermès.

Nous avons quelquefois vu cette expectoration devenir d'une abondance extrême ; la plupart du temps tout est rentré dans l'ordre sans aucun traitement. Cependant si elle persistait il serait bon de modérer la sécrétion bronchique par des préparations balsamiques dont l'emploi serait bien entendu basé sur l'état du tube digestif.

OBSERVATIONS.

Nous avons joint à nos observations de fièvre typhoïde à début pneumonique, quelques observations de fièvre typhoïde à forme thoracique empruntées à divers auteurs, pour bien faire ressortir les caractères qui différencient cette forme de l'affection typhoïde de celle qui fait l'objet de notre travail.

Observation I.

Cas de pneumonie lobaire avec phénomènes typhoïdes au début.
(Tiré de la Gazette des hôpitaux, 1882, n° 136.)

Une jeune fille de 20 ans, habitant Paris depuis peu de temps, entre à l'Hôtel-Dieu dans le service de M. Moutard-Martin, suppléé par M. Joffroy.

Elle se plaint d'une vive céphalalgie, avec prostation profonde, diarrhée bilieuse, gargouillement dans la fosse iliaque droite. A l'auscultation, on constate tous les signes physiques d'une pneumonie. La première idée qui s'impose est celle d'une fièvre typhoïde avec pneumotyphus du début. On attendait l'évolution ultérieure de la maladie ainsi que la manifestation prochaine des signes qui manquaient encore pour compléter le diagnostic de l'affection typhoïde, lorsque tout à coup s'opère en vingt-quatre heures le septième jour de la maladie, la défervescence de la pneumonie. A dater de ce moment, cessation de tous les phénomènes qui en avaient imposé tout d'abord pour une fièvre typhoïde. C'était bel et bien une pneumonie lobaire simple.

OBSERVATION II.

Cas de typhus abdominal après une pneumonie fibrineuse. (Publié par Heitler. In Deutsche, Archiv. f. klin. med., 1874.)

Homme de 22 ans, entré à l'hôpital le 4 juin ; malade depuis deux jours. Cet homme a des douleurs à la poitrine ; à l'examen, on trouve une pneumonie de la base droite, qui évolue normalement. Dès le 13 juin, la température est normale (37°), mais le pouls reste toujours entre 100 et 110. Ce n'est que le 22 juin que l'on ne trouve plus de différence à l'auscultation entre les deux poumons.

Le 23 juin. Elévation nouvelle de la température qu'au 1er juillet, où la mort survient.

A l'autopsie : gonflement des plaques de Peyer et des follicules solitaires de la dernière portion de l'iléon, des glandes mésentériques et de la rate.

Un peu d'hyperhémie pulmonaire, légèrement plus marquée à la base droite.

Nulle part de traces d'ulcérations cicatrisées dans l'intestin.

OBSERVATION III (Personnelle).

Plainquet, Florent, 22 ans, garçon boulanger, entre le 27 octobre 1881, salle Saint-Vincent, lit n° 27 (Hôpital Tenon, service de M. Sevestre). Il habite Paris depuis quinze ans ; il exerce la profession assez pénible de boulanger. Il y a six mois, il a eu une pneumonie.

Depuis le 22 octobre, ce malade a ressenti de la fièvre, de l'inappétence, de la courbature généralisée. Peu de céphalalgie, mais des vertiges, et, le premier jour de sa maladie, il fit une chute. La maladie eut donc, en somme, ce jour-là, un début brusque.

Insomnie. Langue saburrale, un peu rouge sur les bords et à la pointe.

Vomissements alimentaires. Gargouillement et douleur dans la fosse iliaque droite.

Douleur aux attaches du diaphragme et plus encore dans le côté droit.

A l'auscultation, quelques râles sibilants à droite, et respiration bruyante dans toute la poitrine.

Température, 40,2.

28 octobre. Le malade est dans le même état que la veille ; la température est très élevée (46°) ; cependant, il n'y a pas l'abattement que pourrait faire supposer une telle fièvre. Dans la nuit, il a sommeillé, mais en se réveillant souvent avec de petits frissons. Il n'a pas eu de diarrhée, et, du reste, pas de selle depuis trois jours.

Douleur très accusée dans la fosse iliaque droite. Eméto-cathartique : tartre stibié 0,10, et sulfate de soude, 30 grammes.

Dans la journée, le malade vomit, et, en même

temps, surviennent des épitaxis abondantes et répétées qui nécessitent le tamponnement antérieur avec le perchlorure de fer.

Le soir, la température s'élève à 41,2.

Le 29. Le malade n'a pas dormi. Le ventre est ballonné, mais il n'y a pas de stupeur ; l'œil est vif, les réponses nettes et faciles.

Température, 40,5.

Potion de Todd. Sulfate de quinine, 1 gr. 50.

A la contre-visite, le malade est mieux ; la température s'est abaissée (40,1).

Quelques taches lenticulaires se montrent à la base de la poitrine.

Le soir, à 9 heures, le malade a une épistaxis peu abondante, facilement arrêtée. Sueurs profuses de la face.

Le 30. Température, 40°. Le ventre est moins ballonné. Les taches lenticulaires sont plus abondantes. Quelques râles sonores dans la poitrine.

Deux verres d'eau de Sedlitz. Trente ventouses sèches. Potion de Todd et sulfate de quinine, 1 gr. 50.

Température vespérale, 40,2.

Le 31. Température matinale, 39,2. Le malade est assez abattu ; la veille au soir il a eu une nouvelle épistaxis peu abondante qui a facilement cédé au temponnement.

Température vespérale, 39,3.

1er novembre. Température matinale, 38,5. Le malade est très abattu. La langue est fuligineuse ; elle est sèche, de même que la gorge, ce qui gêne le malade pour parler. Le ventre est très ballonné L'éruption de taches rosées est très abondante. Il y a de nombreux râles dans la poitrine.

Potion de Todd. Sulfate de quinine, 1 gramme ; 40 ventouses sèches. Huile de comomille en frictions sur le ventre. Deux lavements émollients.

Température vespérale, 39,3.

Le 2. Température matinale, 39,4. L'état est le même que la veille ; cependant le ventre est un peu moins ballonné. La respiration est très fréquente. L'examen de la poitrine donne de la matité et de la résistance dans le côté gauche.

A l'auscultation, on trouve un souffle très intense. Eruption confluente d'herpès sur le voile du palais. L'examen des urines dénote la présence d'une assez forte quantité d'albumine. On place un vésicatoire à gauche.

Température vespérale, 39,2.

Dès le lendemain, 3 novembre, l'état général subit une notable amélioration.

Température matinale, 39.4.

Les râles sont plus nombreux dans la poitrine, mais le souffle est moins intense. Le ballonnement du ventre a diminué.

A partir de ce jour, la maladie suit son cours normal.

Pendant la convalescence, le malade eut encore plusieurs épistaxis. Sur les deux bras, se montra une éruption de petites plaques saillantes, de couleur un peu jambonnée, un peu douloureuses à la pression ;

le doigt passé sur la peau déterminait au niveau des plaques une sensation de piqûre. Ces plaques étaient semblables à celles que l'on observe dans l'érythème papuleux.

Le 13. Le malade part pour Vincennes.

Observation IV.

Observation du Dr Maraud, tirée de la thèse de Castex (Th. Paris).

R..., 21 ans, soldat, entré au Gros-Caillou, le 8 février 1879. Cet homme a été pris, le 4 février, d'un violent frisson, avec tremblement des membres et claquement de dents qui dura plus d'une heure.

Le lendemain, point de côté à gauche sous le mamelon, puis toux avec crachats dont le malade ne sait pas indiquer le caractère. Le troisième jour seulement, vomissements et diarrhée qui se calment facilement.

Etat à l'entrée : dyspnée très accentuée. Peu de toux. Expectoration muqueuse. Point de côté sous le mamelon gauche.

Face animée, agitation, inquiétude. Langue couverte d'un enduit grisâtre, un peu sèche. Il n'y a plus de vomissements, ni de diarrhée. Léger ballonnement du ventre, sans douleur, ni spontanée, ni provoquée. Pas de taches rosées.

Peau très chaude. Pouls 110. Température axillaire, soir, 40,2.

A l'auscultation, râles sibilants et ronflants dans tout le poumon droit. Souffle tubaire avec broncho-phonie, manifeste surtout à l'angle inférieur de l'omoplate, mais s'étendant aussi en-dessous.

A la percussion, matité dans la moitié inférieure et postérieure du poumon gauche, absence d'élasticité, ce qui fait penser qu'une pleurésie avec épanchement s'ajoute à l'hépatisation pulmonaire. Pas de déviation du cœur.

9 février. Même état général, beaucoup d'inquiétude, pouls toujours fréquent. Le souffle s'étend aujourd'hui plus haut, le long de la gouttière vertébrale ; la dyspnée a augmenté.

(Vésicatoire, digitale) température axillaire matin 39,6, soir 40°.

Le 10. Abattement, pouls petit et fréquent, respiration précipitée, lèvres violacées. Mêmes signes locaux à gauche, râles muqueux à droite. Ballonnement considérable du ventre.

Température axillaire, matin 39,5 soir 40°.

Le 11. L'asphyxie progresse. Mort à 8 heures du matin.

Autopsie. — Adhérences du poumon gauche avec la paroi thoracique. Fausses membranes molles, surtout en arrière dans la gouttière vertébrale et dans le sillon interlobaire. Le poumon gauche est volumineux ; le lobe inférieur n'est plus qu'une masse compacte, ne crépitant plus sous le doigt, tombant lourdement au fond de l'eau, présentant à la coupe une surface grisâtre, d'où le raclage fait sourdre du pus.

Congestion de la base du poumon droit; bronchite dans le reste des poumons. L'incision du péricarde donne issue à 200 grammes environ de liquide citrin; cœur petit et flasque. Foie gras, gorgé de sang noirâtre et poisseux. Rate volumineuse, friable.

Ganglions mésentériques hypertrophiés, mais non ramollis.

Reins normaux.

Intestins tympanisés et ne contenant pas de matières stercorales. Neuf ou dix plaques de Peyer de la seconde moitié de l'iléon hypertrophiées ; quelques-unes sont longues de 2 ou 3 centimètres et larges de 8 à 10 millimètres, toutes blanches, grisâtres et peu saillantes. Follicules clos, isolés et augmentés de volume, formant un semis très abondant surtout autour de la valvule iléo-cæcale. Pas d'ulcérations, ni de nécrose à la surface des plaques. Rien dans le gros intestin. Méninges crâniennes congestionnées.

Observation V.

Observation XLIII des cliniques de Chomel).

M..... 25 ans, boulanger à Paris depuis un an, s'enrhumant facilement ; il y a quatre jours il aurait été pris subitement d'un point de côté, avec frisson, puis il a eu de la fièvre et a été obligé de prendre le lit.

Il entre le 11 décembre 1830 à l'hôpital.

Le cinquième jour de la maladie, il présente un état fébrile peu développé, une vive douleur sous le mamelon gauche ; en bas et en arrière du même côté de la crépitation et de la matité. Les crachats sont adhérents au vase. Saignée.

Le douzieme jour on voit survenir de la diarrhée, du météorisme et de la douleur dans la fosse iliaque droite. Sécheresse de la langue ; augmentation de la toux et de la dyspnée. La prostration va en augmentant jusqu'au dix-neuvième jour où la mort survient.

A l'autopsie on trouve une hépatisation rouge complète, tendant à passer à la suppuration, de tout le lobe inférieur du poumon gauche. Dans toute la longueur de l'iléon 8 à 12 plaques elliptiques, bien dessinées, saillantes sur la muqueuse.

Quelques-unes sont rouges, d'autres grisâtres ou blanchâtres, pas d'aspect gaufré. Mais toutes sont couvertes d'un réseau à larges mailles et si ramolli, qu'on l'enlève facilement avec le doigt. La plus rapprochée du cæcum offre un commencement d'ulcération. Ganglions mésentériques gonflés , rouges, ramollis. Rate triplée de volume.

Observation VI (Personnelle).

Baz, Joseph, 24 ans, garçon de magasin, entre le

16 octobre 1881, salle Saint-Vincent, lit n° 18. (Hôpital Tenon. Service de M. Sevestre).

Il y a douze jours, cet homme a commencé à éprouver du malaise et de la lassitude, mais il n'a cessé son travail que lundi.

Ce jour là il eut une épistaxis très abondante, en même temps survinrent de la diarrhée, de la fièvre, mais pas de frissons.

Au moment de son entrée on constate les signes classiques de la dothiénentérie ; toutefois il existe cette particularité qu'il y a congestion intense du poumon gauche, râles fins à l'inspiration en grande abondance, souffle et matité, expectoration rouillée de telle sorte que l'on prendrait au premier aspect ce malade pour un pneumonique. Il est facile cependant de s'assurer que le facies est bien plutôt celui de la fièvre typhoïde : visage abattu, lèvres fuligineuses, langue grillée ; il existe de l'ozène.

Le ventre est météorisé, tympanique, la fosse iliaque droite douloureuse à la pression. Pas de taches lenticulaires.

Les urines sont notablement albumineuses.

19 Octobre. Hier la température est montée à 40,6, délire furieux pendant la nuit. Le matin météorisme considérable de l'abdomen, coma, râles trachéaux.

La malade meurt à 11 heures du matin.

Autopsie. — On trouve une hépatisation de tout le lobe inférieur gauche, pas de lésions dans la plèvre.

Le tube intestinal ne présente pas de trace de lésions quelconques ; on avait donc affaire ici à une pneumonie de forme typhoïde.

OBSERVATION VII (Personnelle).

Fl. B... lingère, âgée de 25 ans, est entrée le 14 mars 1882, salle Sainte-Marthe, n° 13, dans le service du professeur Laboulbène. Cette jeune fille d'apparence assez chétive était cependant bien portante, quoique toussant un peu depuis le mois de janvier ; elle n'avait jamais été malade et rien n'est à noter dans ses antécédents héréditaires.

Il y a dix jours, cette malade fut prise, étant à la campagne, d'un frisson intense, et, en même temps elle accusait un point de côté à droite. Ce début paraîtrait bien être celui d'une pneumonie.

Traitée d'abord chez elle, on lui applique un vésicatoire au sommet du poumon droit, et ce n'est que plusieurs jours après que son état s'étant aggravé, on la transporte à l'hôpital.

A ce moment elle présente un état typhoïde des plus nets. La langue est sèche et rouge ; les gencives et les lèvres couvertes de fuliginosités ; anorexie complète, soif vive. Ventre très ballonné, douloureux à la pression, les selles sont fréquentes.

En même temps une céphalalgie persistante, pas d'épistaxis, ni de bourdonnements d'oreilles, mais l'insonmie est complète.

Sur l'abdomen se montrent quelques taches rosées, qui sont plus abondantes à la région lombaire.

La dyspnée est considérable, cependant la toux est peu fréquente, suivie d'une expectoration de crachats grisâtres et visqueux, ressemblant assez à ceux du déclin de la pneumonie.

La percussion du thorax fait constater en arrière une sonorité plutôt exagérée dans la plus grande étendue du poumon et au sommet droit une submatité très nette.

L'auscultation révèle dans toute l'étendue du poumon des râles humides ou sonores très abondants, tandis que là où il y a submatité on trouve un souffle accompagné de bouffées de râles crépitants.

C'est la fin d'une pneumonie du sommet.

Tous ces signes nous permettent de faire le diagnostic rétrospectif de pneumonie du début de la fièvre typhoïde. Cette jeune fille toussant depuis deux mois a été peut-être plus prédisposée à présenter une localisation pulmonaire de sa dothiénentérie.

Traitement : purgatif avec deux verres d'eau de Sedlitz, potion Todd avee 2 gram. d'extr. q. q... Pansement du vésicatoire fait avec soin. Ventouses sèches dans toute l'étendue du thorax.

La fièvre typhoïde a suivi sa marche classique mais les phénomènes du côté du poumon ont été très longs à décroître ; pendant plusieurs jours l'expectoration a été très abondante.

Guérison complète, sans que l'auscultation pratiquée avec soin ait rien présenté d'anormal.

Observation VIII (Personnelle).

Le 20 novembre 1882 est entré à la salle St-Michel, lit n° 6, dans le service du professeur Laboulbène à l'hôpital de la Charité, le nommé Th. C... âgé de 19 ans, garçon de magasin. Ce jeune homme est à Paris depuis un mois seulement; jamais il n'a été malade, et rien n'est digne d'être noté dans ses antécédents héréditaires.

Depuis une huitaine de jours environ, il éprouve de légers malaises : l'appétit a diminué; mais il n'en continue pas moins son travail, n'ayant d'ailleurs ni fièvre, ni céphalalgie, ni insomnie. Mais l'avant-veille de son entrée, il est pris d'un point de côté à droite, en voulant, dit-il, faire effort pour soulever un paquet. Toute la soirée il a des frissons, une céphalalgie assez vive, un peu de bourdonnement d'oreilles et une épistaxis très légère. En même temps, toux un peu quinteuse et dyspnée très forte.

A son entrée, ce malade présente un aspect typhoïde très marqué ; décubitus dorsal ; il ne répond qu'avec lenteur à nos questions.

La langue est humide cependant; elle n'est pas effilée et présente seulement un peu de rougeur de la pointe et des bords.

Température 40°,7. Pouls 110 pulsations.

L'examen de la poitrine ne révèle qu'un peu de submatité vers la partie moyenne du poumon droit, dans un point où l'on constate également une légère augmentation des vibrations thoraciques. Mais a 'auscultation aucun râle; respiration légèrement soufflante dans les deux poumons.

Le 21, la température se maintient tout le jour à 39°,8 et dans la nuit le malade a eu une expectoration caractéristique; les crachats sont abondants, presque hémoptysiques, tellement ils paraissent contenir du sang; l'oppression est toujours vive et le point de côté persiste. Mais l'auscultation permet d'entendre tout à fait dans l'aisselle des bouffées de râles crépitants fins.

Pas de diarrhée, cependant l'état typhoïde est très accusé.

Traitement: Potion avec 0,15 de tartre stibié, ventouses sèches sur tout le thorax.

Le 23. Sous l'influence de la médication stibiée, il y a eu un abaissement de température, le thermomètre ne marque que 38°,9; mais aussi la diarrhée s'est déclarée très abondante, ce qui fait suspendre la médication pour la remplacer par la médication tonique.

Potion Todd, deux pots de thé au rhum.

L'auscultation fait entendre un souffle rude accompagné de râles crépitants.

Le 23. La température est revenue à 39°,5, l'oppression est toujours grande; l'état typhoïde s'accuse davantage. Diarrhée abondante, ballonnement du ventre qui est douloureux à la pression. Le pouls est remarquablement dicrote et cela d'une façon inégale des deux côtés. Cette inégalité appréciable à la main, l'est également par le sphygmographe, qui, du côté droit, montre une ascension notablement plus grande de la courbe de dicrotisme.

L'auscultation fait entendre un souffle très rude et la voix est retentissante.

On continue la médication tonique et on applique un vésicatoire, que l'on ne laissera que quatre heures en place, pour éviter les complications du côté de la plaie.

Dans les jours suivants la température se maintient élevée ; le 24 au soir elle atteint 40° et cette augmentation est expliquée par une nouvelle poussée de pneumonie sur le côté gauche où l'on entend des râles crépitants fins.

Cependant l'expectoration a perdu les caractères qu'elle avait au début, elle est grisâtre, visqueuse, très peu sanguinolente. Les symptômes pulmonaires suivent la marche normale, et le malade a toujours une diarrhée abondante. L'adynamie est profonde.

Ce n'est que le 1er décembre que la température commence à décroître pour atteindre le niveau physiologique vers le 5 décembre. La diarrhée diminue un peu. La langue est bonne et l'auscultation permet de constater la parfaite perméabilité du poumon.

Nous croyons, avec M. le professeur Laboulbène,

que ce malade a été atteint de fièvre typhoïde avec début pneumonique ; et quoique la gravité de la maladie semble avoir été un moment excessive, ce malade a parfaitement guéri, de même que la plupart de ceux que nous avons vus atteints de cette affection.

Observation IX.

Fièvre typhoïde à forme thoracique et son traitement, par le Professeur Béhier (Obs. III. Arch. gén. de médecine, nov. 1857.)

Le 31 janvier 1857 est entrée à l'hôpital Beaujon, salle Ste-Monique, n° 32, Poussot, Marie, 18 ans, domestique, demeurant à Neuilly, rue de Sablonville, 29, née à Flavigny (Côte-d'Or) ; habite Paris depuis un an. Les réponses de la malade sont courtes et annoncent une intelligence peu développée ou affaiblie par la maladie.

Elle est malade depuis quinze jours. Dès le début, elle a été prise de frissons, de courbature, de dévoiement : en même temps, il y avait inappétence, soif vive ; toux intense, sans expectoration. Ces symptômes ont toujours existé depuis. Pour tout traitement elle a pris des lavements simples.

1er février. Etat actuel. Décubitus dorsal, faiblesse extrême ; immobilité complète, mouvements impossibles même pour boire la tisane ou pour prendre le crachoir ; prostration, face vultueuse, yeux peu vifs et à demi fermés ; langue sèche, rude, d'un gris sale au milieu, blanche aux bords, rouge vif à la pointe, lancéolée ; lèvres et gencives couvertes de fuliginosités, dents de la mâchoire supérieure noires, bouche amère et pâteuse ; pas de gêne pour la déglutition des liquides, quoique la mastication et la déglutition fussent pénibles au moment où elle a cessé de manger ; elle a eu, dès le commencement, des nausées qui ont cessé il y a quelques jours ; ventre ballonné, tympanique à la partie la plus élevée, mat ailleurs ; gargouillements abondants ; douleurs spontanées plus vives à la pression, surtout à la fosse iliaque droite ; cinq ou six garde-robes par jour, très liquides, jaunes, peu abondantes ; la rate est peu ou point hypertrophiée.

Pouls à 112, petit, pressé, régulier ; peau chaude.

Respiration pénible, râles humides dans toute l'étendue de la poitrine, toux fréquente et fatigante ; pas d'expectoration, diminution de la sonorité, mais pas de matité réelle ; sensation de chaleur partout, surdité presque complète ; n'accuse pas de céphalalgie, somnolence continuelle, délire tranquille.

Taches très nombreuses sur l'abdomen et sur toute la poitrine.

1 gramme 50 ipéca, en trois prises ; 60 ventouses sèches sur les membres inférieurs ; extrait kina, 2 grammes.

Le 2. Elle dit se trouver mieux, est moins oppressée ; la toux seule la fatigue ; elle a eu moins de délire, moins de somnolence, très peu de garde-robes ; pouls à 112 ; les râles sont à peu près les mêmes, la face est moins vultueuse. Extrait kina, 2 grammes : 80 ventouses sur les membres inférieurs, 40 le matin, 40 le soir ; demi-lavement avec 12 gouttes de laudanum et 0,35 centig. de musc ; gomme sucrée.

Les ventouses d'hier ont laissé sur les cuisses de larges ecchymoses de la forme du verre qui a servi à les appliquer.

Le 3. Un peu de coma ; le sommeil est agité. La respiration est plus facile, la toux moins fatigante et grasse. Les râles diminuent notablement d'abondance. Crachats muqueux peu abondants. Pouls à 96. Peau chaude. Quelques tintements d'oreille, éblouissements. Même prescription : 80 ventouses en deux fois, plus 1 gr. 20 d'ipéca.

Le 4. Elle a modérément vomi. Moins de diarrhée. Même soif. Langue large, sèche, rude. Toux fréquente. Râles à grosses bulles, peu abondants, s'entendant dans l'étendue de la poitrine, surtout à droite et en arrière. Pouls à 92. Peau moins chaude. Beaucoup moins d'oppression. La malade se dit mieux.

Même prescription, moins l'ipéca ; 80 ventouses en deux fois.

Le 5. La malade va sensiblement mieux; le pouls est à 84. La peau est moins chaude ; la surdité moindre, car elle entend sonner l'horloge de l'hôpital. Les râles diminuent. L'oppression est sensiblement améliorée, le coma moindre, le délire n'est presque plus appréciable.

80 ventouses, 2 bouillons, 2 potages ; même prescription, du reste.

Le 6. L'oppression existe à peine. Le mieux continue. Les râles sont peu abondants. La malade revient sensiblement à la connaissance. La diarrhée persiste, ainsi que le ballonnement ; l'état de la langue est le même. Le pouls est à 80 ou 84. La peau sans grande chaleur.

80 ventouses. Même lavement. 2 grammes d'extrait de kina, 2 bouillons, 2 potages.

Le 7. La respiration est libre, peu de râles, pas de toux, pas d'expectoration, état général satisfaisant. Pouls, 72 à 80. Etat intellectuel bien meilleur, commence à sourire et à parler. Supprimer les ventouses, continuer le reste de la prescription.

Le 8. Il n'y a plus aucun délire, le sommeil est bon, la respiration est facile, la toux continue. Il n'y a presque plus de râles dans la poitrine. Langue humide à la pointe, sèche à la base. Diarrhée encore abondante. Pouls à 56, sans caractères spéciaux. Même prescription.

Le 10. Pouls à 60. Appétit. La malade se dit bien. La poitrine est libre, pas de diarrhée. Pour tout traitement : 2 grammes de kina, 2 bouillons, 2 potages.

Le 11. Elle est tout à fait bien. Une portion d'aliments.

Le 14. Très-bien. 2 portions.

Le 15. Le malade se plaint de douleurs dans l'épaule droite, où on n'observe aucun gonflement.

Appétit. Garde-robes normales. Vésicatoire volant sur le deltoïde.

Le 16. La douleur de l'épaule est passée, bon état du reste. 2 portions.

Le 19. Sortie très bien portante, sans grande faiblesse.

Observation X.

(Tirée du Traité des maladies infectieuses de Griesinger.)

Une jeune fille de 15 ans, mourut au neuvième jour d'une fièvre typhoïde. Elle offrait une augmentation considérable de la rate. Ce viscère était turgescent, mou et ramolli. Glandes mésentériques présentant une tuméfaction et de couleur violet clair. Les glandes de Peyer étaient généralement tuméfiées, d'un rouge foncé ou grisâtre, un peu réticulées. Sur une plaque, il y avait une perte de substance de la grosseur d'une tête d'épingle.

Dans les deux poumons, on trouve une hépatisation d'un rouge brun, un peu molle, occupant toute la partie inférieure des deux poumons et une partie du lobe supérieur à gauche.

L'aspect de la rate et des glandes mésentériques ne permit pas d'admettre qu'il ne s'agit que d'une pneumonie double ordinaire.

CONCLUSIONS

1° La pneumonie du début de la fièvre typhoïde est rare ;

2° Il n'y a pas lieu d'en faire une affection spéciale sous le nom de pneumotyphoïde ;

3° Les symptômes classiques de la pneumonie (frisson, point de côté, crachats rouillés) sont moins marqués ;

4° La gravité de la fièvre typhoïde ne paraît pas accrue par cette affection du début.

INDEX BIBLIOGRAPHIQUE.

Béhier. — De la fièvre typhoïde à forme thoracique. Arch. gén. de médecine, 1857.

Hérard et Gauchet. — Sur la pneumo-typhoïde. Union médicale, 1860.

Gibbes. — On the typhoid pneumonia. American Journal, 1842.

Grisolles. — Traité pratique de la pneumonie, 1846.

Gerhardt. — De la pneumonie typhique. Schmidt Jahrbücher.

Deslais. — Considérations sur quelques accidents pulmonaires et sur la pneumonie pseudo-lobaire survenant dans le cours de la dothiénentérie. Th. Paris, 1877.

Guillermet. —Complications pulmonaires de la fièvre typhoïde. Paris, 1878.

Castex. — Accidents pulmonaires de la fièvre typhoïde. Paris 1879.

Lépine. — Dict. de méd. et de chirurgie pratiques. Art. Pneumonie. Revue mensuelle, 1878, p. 881.

Guido Banti. — De la pneumonie miasmatique. Arch. gén., 1880.

Barella. — Notes sur la pneumonie miasmatique. Bull. de l'Acad. de médecine de Belgique, 1877.

Griesinger. — Traité des maladies infectieuses.

Homolle. — Revue générale sur la fièvre typhoïde. (In Rev. des sciences médicales, 1877.)

Josias. — De la fièvre typhoïde chez les personnes âgées. Paris, 1881.

Galissart de Marignac. —De la pneumonie lobaire survenant dans le cours de la fièvre typhoïde. Th. Paris, 1881.

Paris. — A. Parent, imp. de la Fac. de médec., rue M.-le-Prince, 31.
A. Davy, successeur.

www.ingramcontent.com/pod-product-compliance
Ingram Content Group UK Ltd.
Pitfield, Milton Keynes, MK11 3LW, UK
UKHW020430230726
13925UKWH00004B/1672

9 782013 557160